Vals en 1868

VALS EN 1868

Lyon. — Imp. d'Aimé Vingtrinier.

VALS EN 1868

PAR

L. CHABANNES

MÉDECIN INSPECTEUR DES EAUX DE VALS

membre du Conseil d'hygiène et de salubrité de l'Ardèche,

lauréat de l'Académie impériale de médecine,

Correspondant de la Société d'hydrologie médicale de Paris, et de la Société impériale de médecine de Lyon.

PARIS
F. SAVY, ÉDITEUR
24, Rue Hautefeuille.

LYON
J.-P. MÉGRET, LIBRAIRE
57, Quai de l'Hôpital.

MDCCCLXVIII

OUVRAGES DU MÊME AUTEUR

—

Études sur la source Dominique. — Lyon, 1862.

Traité des eaux minérales de Vals. — Aubenas, 1865.

A l'hygiéniste qui veut améliorer l'espèce en prévenant chez l'homme en santé le développement ou le retour d'un mal encore en germe dans sa constitution menacée ; au médecin qui veut combattre des manifestations pathologiques actuelles ; à l'économiste, enfin, qui cherche à faire concourir à la prospérité de son pays toutes les branches de la fortune publique, les Eaux minérales offrent un objet d'études également important.

Agents puissants de santé et de bien-être général, les Eaux minérales de Vals, à ces titres divers, sont particulièrement dignes de l'intérêt de tous.

Dans ce travail, nous représenterons l'état actuel

de la station le plus sommairement possible. Faire connaître le pays que doit habiter le malade, la nature des agents médicamenteux qu'il y trouve, les variétés de traitement, le *modus faciendi* dont on y dispose, tracer avec soin les limites du domaine qu'embrasse l'action des Eaux; indiquer avec prudence les cas dans lesquels elles réussissent généralement, ceux enfin dans lesquels elles nous ont paru ou nuisibles ou capables de le devenir, tel est le but complexe que nous nous proposons d'atteindre.

Depuis la publication de notre *Traité*, en 1865, l'Établissement de Vals s'est transformé. A une installation par trop primitive et que nous avions vivement regrettée dans maints passages de notre ouvrage, ont succédé des améliorations considérables. Les ressources du traitement y ont beaucoup gagné, le bien-être des baigneurs s'est accru, le champ d'action des Eaux s'est élargi.

Vals, 1er mai 1868.

VALS EN 1868.

Le climat de Vals appartient aux climats tempérés; sa position retranchée à la base des monts Mezenc et Gerbier-des-Joncs, dont les sommets atteignent de 1,500 à 1,750 mètres d'élévation, au milieu de pics inférieurs, la plupart volcans éteints que coupent en tous sens des vallées sans nombre, l'absence de vents régnants; son altitude relativement très-basse (240 mètres), les productions du sol : châtaignier, vigne, mûrier, olivier, lui assignent une position intermédiaire entre le Nord et le Midi. **Topographie. Climatologie.**

Les relevés météorologiques auxquels je me suis livré depuis plusieurs années me permettent d'établir que la zone de Vals tient surtout du climat du Midi; il est très-rare, par exemple, qu'une belle journée ait lieu dans la Provence sans qu'elle se maintienne belle ici.

Le printemps et l'automne offrent le plus souvent une succession de beaux jours, tandis que l'on voit les froids humides régner à ces époques dans le centre de la France. Cependant le printemps est plus instable que l'automne; le temps est ordinairement plus variable jusque vers la première quinzaine de mai.

Le mois de septembre est généralement le plus beau mois de la saison thermale ; il est rare qu'au commencement de ce mois, ou dans la dernière quinzaine d'août, ils ne survienne des pluies de courte durée qui, rafraîchissant l'atmosphère, lui impriment une bienfaisante douceur de température. Les nuits plus fraîches, l'alimentation plus variée que les hôtels peuvent donner à cette époque, rendent le séjour des plus salutaires. Enfin, les malades eux-mêmes, moins poussés par la soif, sont beaucoup moins portés à faire des infractions au régime en exagérant les doses d'eaux minérales prescrites. En deux mots, le traitement se fait beaucoup mieux.

C'est dans le milieu du mois de mai qu'arrivent les baigneurs en certain nombre. Ceux qui sont pressés par des motifs particuliers peuvent venir plus tôt; car, sans prétendre qu'il y ait à Vals une installation pour la saison d'hiver, l'on peut néanmoins s'y traiter en toute saison : les bains sont chauffés à volonté, les eaux s'écoulent librement toute l'année, et des hôtels situés soit dans le bourg de Vals, soit dans les établissements même des bains, offrent une commode hospitalité.

La saison la plus chaude part du 20 juin au 15 ou 20 août ordinairement; c'est aussi l'époque où l'affluence des baigneurs est la plus considérable.

Aujourd'hui, les nombreux hôtels et logements chez les particuliers, qui ont été construits en vue de la clientèle toujours croissante de Vals, ont rendu à peu près impossible le désagrément de ne pouvoir se loger que d'une façon fort incommode qui se présentait autrefois, surtout du 10 au 15 août. L'encombrement est encore prévenu par l'habitude qui se propage de plus en plus chez les baigneurs, à mesure que leurs médecins connaissent davantage la douceur du climat de Vals, de venir faire leurs cures soit de mai au 15 ou 30 juin, soit de fin août à octobre.

Que, dans des stations où les froids sont tardifs et précoces, qui ont pour spécialité le traitement des maladies de la poitrine ou les affections rhumatismales, l'on envoie les malades pendant les mois les plus chauds; ou bien, si d'autres stations sont visitées au printemps ou en automne par des maladies endémiques, qu'on retienne les malades chez eux pendant les mois de danger, comme on le fait, par exemple, pour le Mont-Dore ou pour Vichy, c'est là une nécessité. Mais aucune de ces conditions n'existe pour Vals. Le climat y est des plus salubres et, depuis dix ans, je n'ai pas vu un seul cas de fièvre intermittente se manifester pour la première fois sur un baigneur.

Du 1er juillet au 1er août, c'est l'époque où la chaleur est la plus forte. Même alors, les soirées et les matinées offrent une certaine fraîcheur; la chaleur n'est vraiment fatigante que par les journées où les nuages, chassés du midi, un certain état électrique de l'atmosphère appesantie annoncent un orage prochain. Tout cela est généralement de peu de durée.

Ces quelques mots sur le climat de Vals et sur les particularités qui s'y rapportent permettront aux médecins et aux malades de prendre leurs déterminations en meilleure connaissance de cause. De tels détails peuvent être d'une grande importance. Nous avons vu assez fréquemment des cures manquées ou inachevées à cause de certains incidents atmosphériques ordinaires, mais qui étaient inconnus aux médecins. Tel malade devra rester chez lui pendant les fortes chaleurs; celui-ci, devant faire deux cures, devra commencer tôt pour revenir en automne. Telle dyspepsie, telle complication hépatique, tel organisme surexcité ou abattu par les grandes chaleurs, préviendra le retour de son mal en faisant une cure précoce. Chez celui-ci, il faudra stimuler la sécrétion rénale, il fera sa cure sous une température modérée; chez celui-là, c'est aux fonctions de la peau qu'on voudra s'adresser, le temps des chaleurs sera préféré, etc.

Aperçu géologique.

Les Eaux bi-carbonatées sodiques de Vals sortent toutes d'une roche feldspathique quartzeuse à fleur de sol, c'est-à-dire que leur point d'émergence se fait à l'issue même de la roche, et qu'elles n'ont à traverser aucun autre terrain pour être recueillies. Cette circonstance, jointe à la basse température des eaux qui favorise moins la dissolution, pourrait servir à donner la raison de la petite quantité de *matière organique* que les chimistes signalent dans les Eaux de Vals, et de la grande facilité avec laquelle elles supportent l'embouteillage sans se décomposer. L'acide carbonique dont elles sont toutes saturées ne jouerait donc pas dans ce phénomène un rôle exclusif. C'est à ce même motif qu'il faudrait encore attribuer la quantité relativement plus considérable que paraissent en contenir les eaux de Vichy. Ces dernières, en effet, traversant, la plupart chaudes, de longues cheminées d'ascension dans un terrain d'alluvion qui atteint jusqu'à plus de cent mètres d'épaisseur, peuvent bien plus facilement se charger de cette matière organique que celles de Vals, lesquelles sont contenues constamment froides dans un étui du quartz le plus dur.

Le plus grand nombre des sources de Vals sortent de puits artésiens dont la profondeur varie de quelques mètres à 35 ou 40 mètres. Les recherches faites jusqu'ici ne paraissent pas avoir rencontré de l'eau à une plus grande profondeur.

A quelques mètres seulement des bi-carbonatées, il existe un filon plutôt basaltique que quartzeux et renfermant des veinules de pyrite de fer ; ce filon va de l'est nord-est à l'ouest sud-ouest. (O. Henry et Lavigne). C'est à ce filon que les sources Dominique et Saint-Louis doivent leur origine.

Ces sources sont acidifiées par l'acide sulfurique libre, renferment une notable proportion d'arsenic et beaucoup de fer. Ce sont des sources *sulfo-arsenicales-ferrugineuses*.

Modes d'administration.

Le traitement se fait à l'aide des eaux minérales en boisson, en bains, et des douches variées dont dispose l'établissement. Depuis la saison de 1867, on administre l'eau sulfo-arsenicale-ferrugineuse de la source Saint-Louis en bains de baignoire.

Grâce au nouvel Etablissement, Vals dispose de 78 cabinets de bains proprement tenus, commodément construits. Chaque établissement possède une douche ; celle de l'*Etablissement thermal* a 14 jets différents de forme, de force, de direction, à température froide ou chaude.

L'hydrothérapie que l'on fait à Vals ne saurait être comparée à celle qui se fait dans les établissements spéciaux. Nous ne disposons pas de cette basse température qui est la plus grande bonne fortune de ces établissements. Ici, l'hydrothérapie est sur un plan secondaire, elle est le complément ou l'adjuvant du traitement hydro-minéral de Vals. Nous n'en sommes pas moins très-satisfait du secours qu'elle nous apporte. Grâce à elle, bien des guérisons s'achèvent qui ne seraient qu'ébauchées. Les douches ascendantes, les bains de siége à eau courante ou dormante, pour hommes ou pour femmes, tout cela construit de façon à remplir toutes les conditions de commodité et d'utilité, sont autant d'acquisitions qui ne datent que de 1867, et qui se sont signalées déjà par d'importants services.

Le bain de Vals est préparé par coupage : l'eau minérale froide des sources fortes, Chloé, Constantine, Souveraine, etc., réunie dans le même bassin, arrive dans les baignoires en même temps que de l'eau douce chauffée y est amenée par un autre tuyau. Le mélange se fait donc dans la baignoire, et il en résulte ce bain que le professeur Dupasquier, de Lyon, déclarait, après bien des expériences, *tout à fait analogue au bain de Vichy*.

Nous devons signaler ici un petit appareil destiné à fournir aux malades l'eau de la source Chloé thermalisée, dans les cas rares où les eaux froides ne peuvent être employées. Reçue dans un tube qui serpente autour de la chaudière, l'eau minérale arrive à l'autre extrémité sans avoir perdu son gaz ni être altérée ; ce petit appareil a été construit sur les données du professeur Dupasquier, dont les recherches sont arrivées à prouver que, même à 80 degrés, cette eau n'est pas décomposée. Ici, elle dépasse rarement 30 ou 35 degrés de chaleur.

Outre les établissements de bains, dont un est en voie de création, des hôtels de premier ordre ont été construits sur les lieux, dans l'établissement proprement dit. Situés au milieu de vastes jardins, ils présentent toutes les conditions de bien-être désirables.

A côté de ces transformations urgentes, il s'en est opéré

d'autres non moins nécessaires, plus nécessaires même, car les autres leur étaient subordonnées. Grâce à l'efficace impulsion de l'Administrateur du Département, grâce aux secours considérables et convenablement employés qu'il a appliqués à la station et aux difficultés administratives qu'il a aplanies, l'Etablissement, jusqu'en 1860 séparé de la route départementale, du bourg de Vals et de ses hôtels par le lit torrentueux de la Volane et par un grand nombre de petites parcelles de terrain, est aujourd'hui mis en communication avec la route départementale par un pont et une large avenue de plus de mille mètres de long.

Les propriétaires des sources et de l'établissement thermal, après avoir contribué aux travaux d'avenue par leur argent et l'abandon de leurs terrains respectifs, se sont adressés à des dessinateurs de jardins, des peintres paysagistes, des architectes, qui ont exécuté leurs plans et tracé des sentiers à travers cinq ou six hectares de terrains ainsi livrés au public.

Coup d'œil historique sur les Eaux de Vals.

Après cette rénovation matérielle que vient de subir l'Etablissement de Vals, et que nous venons d'exposer brièvement, il serait peut-être convenable de faire connaître au lecteur quel chemin a été parcouru, comment a été amenée l'ère nouvelle dans laquelle Vals vient d'entrer, la signification et les motifs de la publicité dont ses nombreuses sources ont été depuis peu et sont encore l'objet, et quels résultats ont été obtenus. Nous ne croyons mieux faire qu'en transcrivant ici quelques passages de notre rapport administratif de 1867, à S. Exc. M. le ministre de l'agriculture, du commerce et des travaux publics :

« L'Etablissement de Vals, resté longtemps dans un état

« stationnaire, vient d'entrer dans une voie de progrès « rapide. Si, dans bien des circonstances, j'ai eu le regret « d'adresser à l'administration des plaintes trop fondées sur « le délaissement dans lequel languissait cette station et « sur l'inertie des propriétaires de ces précieuses sources « minérales, aujourd'hui, tout est changé, et je n'ai qu'à « vous faire connaître la transformation complète qui vient « de s'opérer.

« Les Eaux de Vals, employées dès leur découverte « (vers 1609) à la cour de Louis XIII et de Louis XIV, « y avaient été introduites sous le puissant patronage de « la maison de Montlaur. La révolution de 89, en brisant les « influences seigneuriales, et en confiant à d'autres mains « la propriété des eaux minérales, dut porter un rude coup « au développement futur de la station. Vals, en effet, ne « progressa plus; réduit à quatre ou cinq sources d'un « faible débit, on le voit dans la suite des temps, servir de « rendez-vous à quelques malades et aussi aux oisifs des « départements voisins. Si sa clientèle ne diminue point, « elle est loin d'augmenter. Quelques grands de la cour « avaient pu se faire porter du Rhône à Vals en litière; « mais les chemins longtemps impraticables du Vivarais, « plus récemment, le manque complet d'installation, l'éloi- « gnement des sources de tout logement, le défaut absolu « de ressources offertes à l'étranger, donnent une raison « suffisante de l'obscurité dans laquelle les eaux restent « plongées de trop longues années.

« Cependant leur nom figurait honorablement dans tous « les ouvrages sur la matière ; des médecins célèbres de la « capitale et de la province en avaient proclamé l'efficacité « thérapeutique, mais les obstacles matériels que nous

« venons de mentionner étaient plus forts que la bonne « renommée. Vals demeurait réduit à servir modestement « de maison de santé à quelques médecins des départements « du Midi, chez lesquels la vertu de ces eaux s'était léguée « de père en fils. Cette constance de la part des médecins « des mêmes contrées à envoyer toujours leurs malades aux « mêmes sources est un éloge très-flatteur des résultats « obtenus et mérite d'être signalé.

A cette triste phase par laquelle passaient depuis si long- « temps les Eaux de Vals, vint, en 1839, s'ajouter une « circonstance destinée à provoquer, quelques années plus « tard, une ère nouvelle de progrès. A cette date, le nombre « des sources minérales de six était descendu à quatre par « la disparition des sources *Madeleine* et *Saint-Jean*, qui « avaient cessé spontanément de couler. Le hasard fit dé- « couvrir la source *Chloé* et celle dite des *Bains*, laquelle « alimenta exclusivement l'Etablissement des bains.

« En 1844-45, le professeur de chimie Dupasquier, de « Lyon, vint analyser les eaux sur place, et il conclut de ses « expériences qu'elles pouvaient servir à donner des bains « en tout semblables à ceux de Vichy.

« La notice topographique, chimique et médicale qu'il « publia sur cette source, fut le premier travail sérieux de « ce genre qui eût paru sur nos eaux. A son instigation, un « petit Etablissement de bains fut construit ; il contenait « seize baignoires. Les bains y étaient donnés, comme « aujourd'hui, par *coupage*.

« De cette époque à 1866, l'Etablissement proprement « dit subit des modifications insignifiantes ; aux seize bai- « gnoires, seize autres furent successivement ajoutées. « Tel était le bilan de nos ressources.

« On ne saurait méconnaître néanmoins l'utilité de cette « installation ; elle imprima à Vals une marche ascendante « quoique lente. Le travail consciencieux de Dupasquier « recommanda la nouvelle source d'une façon toute spé- « ciale ; l'apathie seule de son propriétaire, qui tint trop « cachée la notice de Dupasquier, imprima à son dévelop- « pement une limite trop bornée.

« Mais depuis l'année 1862-63, des éléments de prospé- « rité et de développement futurs s'accumulaient silencieu- « sement. Aux cinq sources anciennes, *Marie*, *Marquise*, « *Dominique*, *Camuse et Chloé*, s'ajoutaient successive- « ment les sources *Juliette*, *Saint-Jean*, *Désirée*, *Rigolette*, « *Précieuse*, *Madeleine*, *puits Firmin*. Cette dernière ne « constitue encore qu'un magnifique objet de curiosité.

« Ce qui a le plus contribué à arrêter le développement « de Vals, c'est la division des sources entre les mains d'un « trop grand nombre de propriétaires. Pour les cinq ou six « sources anciennes, on n'en comptait pas moins de vingt. « La plupart étaient peu aisés ; les autres, indifférents au « développement de leurs richesses hydrologiques, restaient « dans le *statu quo* le plus fâcheux, incapables de la moin- « dre initiative. »

Exploitation des Eaux.

Les choses en étaient là, lorsque, circonstance heureuse, deux sociétés sont venues, il y a peu de temps, et presque simultanément, prendre en main l'exploitation de ces eaux, et déjà, au moment où j'écris, Vals ancien n'existe plus. Le nom de ses eaux est vulgarisé dans toutes les régions du globe, leurs propriétés médicales appréciées, deux établissements de douches et de bains sont terminés, des hôtels y sont contruits, et, à côté d'un confort irréprochable, le baigneur trouve encore de quoi satisfaire aux plus grandes exigences pour tout ce qui sert au luxe et à l'agrément de la vie.

Ce concours de deux Sociétés rivalisant d'ardeur, sans omettre quelques entreprises isolées qui méritent aussi leur mention, s'il est une bonne fortune pour le développement de l'établissement thermal, pour la réputation de ses eaux et pour le bien-être des étrangers, devient le sujet d'un certaiu embarras pour le médecin. L'industrie a des exigences respectables, et le médecin, celui surtout qui, par sa position officielle, est plus directement intéressé au bien général de l'Etablissement, doit en tenir un compte sérieux; quoique placé entre des intérêts distincts, il ne lui est pas permis d'oublier que l'intérêt général de la station se compose de la somme des intérêts privés, lesqnels ont un droit égal à son impartialité.

Dans notre *Traité des eaux minérales de Vals*, ces questions d'économie industrielle ne tenaient aucune place. Depuis sa publication, les modifications heureuses pour l'Etablissement et le pays dont nous venons de parler, sont survenues ; des *extraits* de notre *Traité*, répandus en grand nombre dans le public, ont contribué, pour leur part, à vulgariser le nom de Vals et à faire prospérer l'entreprise qui avait pour but l'exploitation de ses sources.

Mais, nous le répétons, à côté de cette entreprise heureuse, s'en est formée une seconde non moins respectable, non moins intéressante. Son but est le développement de l'*Etablissement thermal* proprement dit. Si la première a vulgarisé le nom de Vals au dehors, celle-ci a commencé par travailler à l'installation au dedans : bains, douches, vaste et confortable hôtel attenant à l'Etablissement lui-même, dépendances de toutes sortes ont été le premier but de ses préoccupations. En même temps, des captages meilleurs étaient donnés à ses sources que des travaux de forage et de canalisation nouveaux ont placées dans des conditions de parfait aménagement.

Propriétaire de sources anciennes qui ont, pour la plus grande part, contribué à fonder et à maintenir la réputation de Vals, cette nouvelle Société s'est scrupuleusement conformée à une mesure qui devait, dans le principe, s'étendre à toutes les sources de la station et que les circonstances ont entravée plus tard; elle a, fait analyser *sur les lieux*, ses fontaines minérales par deux chimistes distingués.

Au lieu donc de se trouver, comme autrefois, en des mains très-nombreuses, incapables et pauvres, les Eaux de Vals appartiennent à un petit nombre de propriétaires. Possédant chacun des sources qui se valent, ainsi que nous le dirons tout à l'heure, ils ne portent aucune atteinte aux droits des malades et des médecins en poursuivant la notoriété pour leurs sources respectives.

L'état de division des sources, la constitution de la station, si je puis m'exprimer ainsi, excluent toute entente entre les propriétaires, maintenus, au contraire, en état de rivalité permanente. Le moment, que nous pourrons voir un jour, n'est pas venu encore où une seule main dirigera tout.

Mais ce que n'aurait pas fait peut-être une égoïste centralisation, les efforts individuels le font rapidement. Depuis moins de deux ans, plus d'un million de francs a été dépensé dans la station. Plus d'un million de bouteilles est exporté annuellement, alors qu'en 1864-1865 il ne s'en était pas exporté cinquante mille.

Les eaux de Vals ont pour caractéristique d'être variées dans leur composition chimique. Classification des Eaux de Vals.

Les sources minérales sont nombreuses et chaque jour en voit, pour ainsi dire, accroître le nombre.

Les forages incessants qui ont lieu dans le bassin de Vals n'ayant amené jusqu'ici aucun trouble sensible dans les sources existantes et ayant, au contraire, fait jaillir certaines sources sans similaires, sinon sans analogues, méritent, selon nous, d'être vus avec intérêt plutôtqu'avec regret, et justifient le régime de liberté dont jouissent les propriétaires.

En pareille matière, l'abondance peut être superflue, mais elle ne nuit pas. Du reste, si l'on veut réfléchir au médiocre débit de chacune de ces sources, dont la moyenne n'est pas de plus de 2 à 3 litres par minute, on voit qu'en somme, les 25 ou 30 sources de Vals ne donnent pas une immense quantité d'eau et que, dans bien des stations, une seule source fournit fréquemment des quantités bien plus considérables.

Toutes les eaux minérales de Vals peuvent se diviser en trois grands groupes ; les deux premiers comprenant depuis les eaux bi-carbonatées sodiques les plus *fortes*, les plus chargées en minéralisation de la France, jusqu'aux eaux bi-carbonatées sodiques *moyennes* et *faibles*, à minéralisation la plus petite. C'est dans cette heureuse graduation dans les principes minéralisateurs de nos eaux bi-carbonatées que réside la *caractéristique* des eaux de Vals. C'est par les différences notables existant entre elles que Vals ne peut être comparé, c'est par là qu'il n'a pas d'égal. C'est à de telles conditions dans leur manière d'être que ses eaux occupent une préséance incontestable non-seulement au point de vue chimique, mais corollaire, superflu à énoncer, au point de vue thérapeutique.

Après les deux groupes, 1° eaux bi-carbonatées sodiques *fortes*, 2° eaux bi-carbonatées sodiques *moyennes* et *faibles*, un troisième groupe tout aussi naturel se présente ; il est constitué par nos eaux *sulfo-arsenicales-ferrugineuses*. Nous obtenons ainsi une division naturelle, soit chimiquement, soit thérapeutiquement, que nous pouvons exprimer ainsi :

Le tableau que nous publions plus loin, complet aujourd'hui, demain ne le sera peut-être plus? De nouvelles sources sont actuellement soumises à l'analyse. En augmentant le contingent, apporteront-elles quelque ressource thérapeutique nouvelle?

En prenant pour base de notre classification le bi-carbonate de soude, qui se trouve notablement dans les deux premiers groupes, nous l'avons assise sur ce qu'il y a de plus stable et de plus apparent. La classification de M. N. Clermont, reposant exclusivement sur l'interprétation des effets physiologiques, me paraît trop subordonnée aux diverses manières de voir de chacun. Elle serait modifiée au gré de chaque observateur. Prise dans son ensemble, cette division a le tort d'être basée tantôt sur l'action physiologique supposée aux eaux, tantôt sur la composition chimique.

M. V. Ollier, tout en adoptant la classification que je donne ici, et que j'avais déjà donnée dans mon *Traité*, lui adresse le reproche de n'être pas complète ; et il propose un groupe nouveau des *bi-carbonatées sodiques mixtes*, dans lequel entreraient les sources *Saint-Jean* et *Impératrice*. Il justifie la création de ce groupe par la différence de composition chimique que ces deux sources ont avec les autres eaux faibles. Par la *différence de leurs propriétés thérapeutiques*, par leurs *proportions considérables de chaux et de magnésie*, elles s'éloignent des *sources bi-carbonatées sodiques pures de Vals*... elles *sont riches en fer*... (*Gazette méd. de Lyon*, 1868, p. 80.)

Ces motifs divers ne nous paraissent pas justifier la création d'un nouveau groupe. Voici mes principales raisons : En rapprochant ainsi les sources *Saint-Jean* et *Impératrice*, et en les séparant des autres sources faibles comme elles, en bi-carbonate de soude, on renonce à la base première de la classification, qui est le sel de soude. Ce premier tort serait léger si la classification nouvelle ne réunissait intimement deux sources dont la composition chimique est cependant très-distincte. Ainsi, pour la Saint-Jean, les sels de chaux, de magnésie, de fer, sont 0.310, 0.120, 0.006. Les mêmes, pour l'Impératrice, sont 0.494, 0.624, 0.030.

La source *Impératrice* est, après la source des Convalescents, la bi-carbonatée sodique la plus ferrugineuse de Vals ; la source *Saint-Jean*, au contraire, est la moins ferrugineuse de son groupe. Il est bien évident que cette différence énorme dans les proportions de fer comporte des indications thérapeutiques tout à fait différentes qui sont restées méconnues à notre confrère, à cause, sans doute, de l'erreur dans laquelle il est tombé sur les proportions de fer dont il croyait également douées ces deux sources.

L'action thérapeutique ne justifie pas mieux la séparation de ces deux sources. Au milieu d'une abondance de sources faibles comme celles dont on dispose à Vals, il devient très-difficile d'établir de telles différences d'action. *A priori*, certaines proportions de plus de chaux, de magnésie, impliquent une tolérance plus facile de la part des organes ; cependant, il n'est pas rare de rencontrer des états suraigus, dans lesquels une minéralisation moins accentuée détermine des résultats excellents.

Enfin, la proportion de bi-carbonate de soude très-considérable des sources *Saint-Jean* et *Impératrice*, comparée à la proportion relativement très-faible des sels calciques et magnésiens, quantités que l'on trouve en proportions inverses dans les eaux de Pougues, Contrexeville, etc., s'oppose encore à l'introduction de ce nouveau groupe, qui ne ferait que nuire à la simplicité de la classification générale et tendrait à introduire un élément de confusion de plus dans la division des Eaux de Vals.

En repoussant la nouvelle division, nous ne méconnaissons pas cependant les propriétés particulières inhérentes à ces sources bi-carbonatées sodiques faibles, mais plus calciques et plus magnésiennes que les autres. Après M. le Rapporteur de la commission d'analyse de l'Académie qui, le premier, signala cette composition alcaline mixte de la *Saint-Jean*, voici comment je m'exprime dans mon *Traité*, page 123 (à cette époque la source *Impératrice* n'existait pas encore) : « Son analyse, exécutée au sein de l'Académie en 1862, la « range parmi les *bi-carbonatées mixtes*... On sait combien « sont supportées avec facilité les eaux calcaires. Eh bien, « la composition que je puis appeler *mixte* de la *Saint-Jean* « la rend également plus supportable que les autres dans « quelques cas déterminés..... » (Il est superflu de faire remarquer que ces paroles s'appliquent avec non moins de justice à la source *Impératrice*).

Il est bon que le monde médical connaisse ces nuances dans nos eaux ; le médecin de Vals, surtout, ne doit pas les ignorer. Mais multiplier les divisions, est-ce un bon moyen pour atteindre ce but? C'est parce que nous ne l'avons pas pensé que nous avons maintenu la *Saint-Jean* dans les eaux faibles, et que nous en avons fait autant pour l'*Impératrice* dans le *Supplément de* 1867 à notre *Traité*. C'est encore pour cela que nous avons refusé un 4e groupe, proposé par MM. O. Henry et Lavigne pour la source *des Convalescents*, cette source, la plus ferrugineuse des deux premiers groupes de notre station, qui aurait, par ce fait même, bien plus de droit à devenir type de nouvelle division.

Les sources Saint-Jean et Impératrice existent dans le 2e groupe, comme les sources *Rigolette* et *Constantine*, la première très-ferrugineuse, la deuxième presque insensiblement se trouvent dans le 1er groupe.

TABLEAU GÉNÉRAL

Des Analyses chimiques des Sources minérales de Vals.

Ier GROUPE.

EAUX BI-CARBONATÉES SODIQUES FORTES ET MOYENNES.

	NOMS DES SOURCES.										
	(1). Marquise.	(2). Constantine.	(3) Madeleine.	(4) Souveraine.	(5) Camuse.	(6) Désirée.	(7) Juliette.	(8) Précieuse.	(9) Rigolette.	(10) Chloé.	(11) Victorine.
Acide carbonique libre	2.500	2.100	1.090	2.200	0.960	2.486	2.750	2.218	2.095	1.626	0.739
Bi-carbonate de soude	7.154	7.053	6.752	6.545	6.200	6.040	6.032	5.940	5.800	5.280	3.840
— de potasse	»	0.071	0.037	0.060	0.200	0.263	»	0.230	0.263	0.045	»
— de chaux	0.130	0.437	0.185	0.270	0.136	0.571	0.303	0.630	0.259	0.169	0.060
— de magnésie	0.125	traces	0.074	0.069	0.340	0.900	0.378	0.750	0.259	0.156	0.060
— de fer	0.015	0.006	traces	0.005	0.011	0.010	alumine 0.027	0.010	0.094	0.021	0.009
— de lithine	non recherché	traces	»	traces	»	indices	»	indiq.	ind.	»	»
— de manganèse	»	id.	»	id.	»	»	»	»	»	traces	»
Chlorure de sodium	0.060	0.280	0.023	0.337	0.190	1.100	0.187	1.080	1.200	0.189	0.050
Sulfate de soude	0.053	0.204	0.174	0.261	0.121	0.200	0.085	0.185	0.220	0.173	0.050
— de chaux	»	»	»	»	»	»	»	»	»	0.099	»
Silicate et silice	0.116	0.159	0.047	0.102	0.300	0.058	0.097	0.060	0.080	0.103	»
Alumine, phosphate terreux					»	»	»	»	»		»
Iodures alcalins	non recherché	traces	»	traces	»	indices	traces	ind.	ind.	»	ind.
Acide borique	»	»	»	»	»	»	»	»	»	»	»
Arsenic	»	»	»	»	»	indices	traces	ind.	ind.	»	»
Matière organique	»	Indiq.	»	indices	peu	peu	»	peu	peu	ind.	»
Totaux	10.203	10.310	8.289	9.768	8.4582	11.628	9.859	11.102	9.921	7.781	4.294
Poids des produits solides, abstraction faite du poids de l'acide carbonique libre	7.703	8.210	7.192	7.192	7.508	9.142	7.108	8.845	7.826	6.135	3.562

(1) Analysée par Berthier en 1820.
(2) — O. Henry et Lavigne en 1867.
(3) — Lavigne en 1865.
(4) — O. Henry et Lavigne en 1867.
(5) — O. Henry en 1859.
(6) — O. Henry en 1864.
(7) Analysée par O. Henry en 1840.
(8) — O. Henry en 1864.
(9) — O. Henry en 1864.
(10) — Dupasquier, de Lyon, en 1845.
(11) — O. Henry en 1856.

IIe GROUPE.

EAUX BI-CARBONATÉES SODIQUES FAIBLES.

	NOMS DES SOURCES.				
	(12) Des Convalescents.	(13) Impératrice.	(14) Pauline.	(15) Saint-Jean.	(16) Marie.
Acide carbonique libre	1.240	1.756	2.138	0.425	1.708
Bi-carbonate de soude	1.714	1.668	1.611	1.480	0.895
— de potasse	traces	»	traces	0.040	0.032
— de chaux	0.538	0.404	0.028	0.310	0.069
— de magnésie	traces	0.624	0.008	0.120	0.029
— de fer	0.047	0.030	0.009	fer et manganèse 0.008	0.006
— de lithine	ind. sensibles	»	traces très-sensibles	traces	»
— de manganèse	traces	»	traces sensibles.	»	»
Chlorure de sodium	0.228	0.046	»	0.060	0.286
Sulfate de soude	0.427	»	0.169	0.054	0.067
— de chaux	»	0.024	»	»	»
Silicate et silice	0.189	»	0.182	0.070	0.016
Alumine, phosphate terreux		»			
Iodures alcalins	»	»	»	0.110	»
Acide borique	»	traces sensibles	»	traces	»
Arsenic	»	»	»	traces	»
Matière organique	ind.	»	peu	»	»
Totaux	3.849	4.642	4.153	2.576	3.403
Poids des produits solides, abstraction faite du poids de l'acide carbonique libre	3.710	2.886	2.015	2.151	1.403

(12) Analysée par O. Henry et Lavigne en 1867.
(13) — Bouis en 1866.
(14) — O. Henry et Lavigne en 1867.
(15) — Gaultier, de Claubry, en 1851.
(16) Analysée par Dupasquier, de Lyon, en 1845.

IIIe GROUPE.

EAUX SULFO-ARSENICALE-FERRUGINEUSES.

(17)
SOURCE DOMINIQUE.

Acide sulfurique libre		1.31
Silicate acide / Arseniate acide / Phosphate acide / Sulfate acide	de sesquioxide de fer	
Sulfate de chaux / Chlorure de sodium / Matière organique		0.44

(18)
SOURCE SAINT-LOUIS.

Silicate multiple 0.4014	de fer	0.0197
	d'alumine	0.0434
	de manganèse	traces.
	de chaux	0.0178
	de soude	0.0185
Sulfate de protoxide de fer		0.0765
— de sesquioxide de fer		0.0448
— de chaux		0.0320
— de potasse		traces.
— de soude		0.1120
Chlorure de sodium		à peine indiqué.
Phosphate de soude		indiqué
Acide sulfureux		traces.
Acide sulfurique		0.0996
Arseniates ou arsenites		0.0010
Sulfate de magnésie		indiqué
Matières organiques		traces.
Total		0.4647

(17) — O. Henry en 1859.
(18) — O. Henry et Lavigne en 1867.

Ier GROUPE.

EAUX BI-CARBONATÉES SODIQUES FORTES.

Marquise. — Constantine. — Madeleine. — Souveraine. — Camuse. — Désirée. — Juliette. — Précieuse. — Rigolette. — Chloé. — Victorine.

1er GROUPE. Bi-carbonatées sodiques fortes.

Il est bien difficile de parler des Eaux *fortes* de Vals sans parler de celles de Vichy. Chimiquement, il n'existe pas dans la nature d'eaux plus identiques. Mais cette identité serait peu de chose si elle ne se reproduisait dans les résultats thérapeutiques.

La constatation de cette identité thérapeutique de l'eau de Vichy avec l'eau des sources fortes de Vals n'est point aussi moderne que pourraient le donner à penser les réclamations un peu vives que Vals a fait entendre dans ces derniers temps.

Simultanément avec Vichy, même avant Vichy, les Fabre (1657), les Serrier (1673) avaient proclamé les propriétés fondamentales des Eaux de Vals : *tumeurs abdominales résolues*, *calculs expulsés*, guérison des *maladies utérines*, *gastriques*, etc. Les recherches modernes des médecins de Vichy, calquées, pour ainsi dire, sur le même cadre, ne contredisent aucune de ces antiques indications; elles les spécialisent mieux, mais elles n'ont pas élargi très-sensiblement le champ d'action des eaux.

Comme on peut le voir sur le tableau général des analyses chimiques, les sources minérales du 1er groupe sont fort nombreuses. Beaucoup sont à peu près identiques, d'autres présentent quelques différences à noter dans certaines proportions de fer, de chaux, magnésie, etc. Les résultats thérapeutiques ne justifient pas toujours les résultats attendus par leur minéralisation. Que de fois le malade accuse une réceptivité toute spéciale pour une source que le médecin lui aurait conseillée la dernière! Il n'y a pas de loi pour les dispositions individuelles.

Toutes les sources bi-carbonatées sodiques de Vals sont gazeuses, froides, limpides, supportant très-bien le transport le plus lointain et l'embouteillage le plus prolongé. Aussi s'en fait-il loin de Vals une consommation considérable. Nous n'irons pas à dire que, bues au loin, ces eaux produisent d'aussi bons effets qu'à la source même. Il ne faut pas avoir pratiqué longtemps sur les lieux pour savoir le contraire, mais il est également incontestable qu'elles sont capables de grands services, prises à domicile.

Quoique perdant beaucoup trop encore, les Eaux de Vals doivent à leur basse température, à leur sursaturation par l'acide carbonique d'être comptées parmi celles qui perdent le moins. Elles sont le vrai type des eaux bi-carbonatées sodiques. Résumant en elles depuis l'eau la plus faible, l'eau de table la plus inoffensive et la plus agréable, jusqu'à la plus puissante par sa haute minéralisation et ses propriétés fondantes ou altérantes, elles nous paraissent avoir droit à une préséance incontestable. La prodigieuse augmentation qui a marqué l'exportation de nos eaux dans ces derniers temps a donc sa raison d'être.

Il n'entre pas dans le plan limité de ce travail de nous livrer aux développements que comporteraient les indications spéciales auxquelles satisfont les eaux fortes du 1er groupe de Vals. Par leur minéralisation supérieure à toute autre, elles peuvent davantage influencer intimement l'organisme. S'agit-il de provoquer de ces effets profonds, de favoriser les tentatives désespérées que réclament des affections graves, quel que soit leur nom, hypertrophie d'un organe abdominal, tumeurs, maladies chroniques invétérées de l'estomac, de la vessie; elles trouvent leur application toutes les fois qu'en présence d'une maladie à pronostic fâcheux, le médecin craint plutôt de ne pouvoir arriver au but que de le dépasser. Heureusement, l'enjeu n'est pas toujours aussi sérieux. Le médecin cherche bien souvent, dans un traitement plus anodin, à conjurer sans crise, sans fatigue, certains accidents menaçants : c'est du sable urique avec ou sans coliques néphrétiques, c'est un embarras dans les digestions tenant à une obstruction hépatique, un dérangement dans les fonctions intestinales consécutif, etc., etc. Ici, des doses modérées de nos eaux fortes trouvent souvent encore leur application.

L'excitation des eaux, en réveillant la vie, en chassant la torpeur des organes, en imprimant à l'économie entière une vitalité nouvelle, révolutionne ces états dans lesquels les forces vives sont tenues frappées d'inertie. Elle rompt cet équilibre morbide en vertu duquel tout languit. Il suffit qu'un seul de tous les organes soit plus directement influencé pour que le jeu de tous les autres le suive plus actif, plus normal. C'est le balancier en présence de tous les rouages de l'horloge. C'est cet effet des eaux, complexe ou simple, selon le point de vue auquel on se place, qui a dicté ce mot si juste de Bordeu : « Les eaux frappent à toutes les portes. » Ainsi font les Eaux de Vals. Que l'engorgement, l'hyperhemie, l'obstruction, la congestion, etc., le mot ne fait rien à la chose, siége dans tel ou tel organe abdominal, ou dans tous les organes abdominaux (pléthore abdominale, engorgement hémorrhoïdaire, paresse de la circulation), les Eaux de Vals et les eaux fortes, sauf contre-indications particulières, sont indiquées et utilement employées. Les mots : apéritif, fondant, résolutif, représentent justement leurs capacités thérapeutiques.

Nous n'insistons point sur chacune des maladies nominativement désignées auxquelles s'adressent les Eaux de Vals. Le dénombrement suivant le représente autant que tant d'états divers peuvent être réunis sous les mêmes dénominations. *Dyspepsie, entérite chronique, constipation, diarrhée, gastralgie, maladies du foie, obstruction, hypertrophie du foie, hépatalgie, calculs biliaires, maladies des organes génito-urinaires, des reins, calculs des reins et de la vessie, hématurie, prostatite, spermatorrhée, incontinence d'urine, maladies de la matrice, stérilité, affection goutteuse, goutte, anémie, chloro-anémie, débilité générale, diabète, albuminurie, fièvre intermittente, infection miasmatique, paludéenne, cachexie, maladies de la peau.*

Des considérations générales communes s'appliquent à ces divers états morbides. D'autres, spéciales, résultent des variétés nombreuses que présentent les Eaux de Vals. C'est de celles-là principalement que nous dirons un mot quand l'occasion se présentera.

IIe GROUPE.

EAUX BI-CARBONATÉES SODIQUES MOYENNES ET FAIBLES.

Des Convalescents. — Impératrice. — Pauline. — Saint-Jean. — Marie.

IIe GROUPE. Bi-carbonatées sodiques moyennes et faibles.

En abordant l'examen du 2e groupe, des eaux bi-carbonatées sodiques moyennes et faibles, nous abandonnons les eaux en tant qu'identiques, chimiquement et thérapeutiquement, à celles de Vichy. Les eaux faibles de Vals n'ont pas, en effet, leurs analogues à Vichy. Là, il n'y a qu'une seule eau s'écoulant par plusieurs bouches ; à Vals, il y en a trois très-distinctes. M. Durand (de Lunel) n'accepte point cet état d'infériorité de Vichy sur Vals, et il émet pour argument une formule que nous devons soumettre à l'appréciation du lecteur. La *normale* des eaux de Vichy est parfaite, dit-il; avec elles on satisfait à tous les besoins, et il se résume par ces mots : *Qui peut le plus, peut le moins, et vice versâ.* En d'autres termes, étant donnée de l'eau *forte* comme celle de Vichy (le plus), ajoutez de l'eau douce de la fontaine ou du ruisseau le plus voisin, et vous avez de l'eau moyenne ou faible (le moins); réciproquement, étant donnée la source la plus minéralisée de Vichy, si l'on veut obtenir une minéralisation plus forte, une minéralisation comme celle des plus fortes de Vals, au lieu de faire boire six ou huit verrées par jour, faites-en boire dix ou douze. M. Durand se montre très-facile à cet endroit. Il l'est beaucoup moins lorsqu'il reproche aux Eaux de Vals leur manque de thermalité. Il est pourtant si facile de les faire tiédir. Mais il serait plus important d'abord de démontrer en quoi les eaux thermales sont préférables dans le traitement des maladies sous-diaphragmatiques ; il ne serait même pas superflu de rechercher si les eaux froides ne sont pas plus efficaces. M. Durand, pour établir cette supériorité des eaux thermales sur les sources froides de Vichy, en réparation, sans doute, de l'oubli qu'il a fait dans ses *Incidents*... où il n'a pas éprouvé le besoin d'écrire un seul mot de parallèle entre ces sources, M. Durand accumule sur les sources froides de l'Allier des accusations et des reproches que ne méritent en aucune façon celles de Vals. Nous allons même jusqu'à croire que M. Durand ne tardera pas à revenir sur le compte de Mesdames, du Parc et des Célestins ; ce sont de vieilles réputations, bien justifiées.

Parmi les eaux bicarbonatées sodiques faibles, il en est qui présentent entre elles des différences comme en présentent celles du 1er groupe, les eaux fortes : celle-ci a plus de fer, celle-là plus de magnésie, plus de chaux, une troisième, comme la source Pauline, se recommande par sa proportion notable de lithine, etc.... Eaux de table très-recherchées, elles sont aussi très-médicamenteuses et rendent aux malades plus de services que celles du 1er groupe.

La faveur médicale paraît, et avec juste raison, s'adresser de préférence aux eaux du 2me groupe.

A priori les eaux minérales s'adressant exclusivement aux maladies chroniques doivent être employées pendant une durée plus longue. Or, les eaux faibles se prêtent à cet usage beaucoup plus facilement que les eaux fortes. Les eaux faibles ont une autre supériorité, supériorité négative si l'on veut, c'est de prévenir l'abus si facile des eaux fortes.

Les eaux faibles de Vals s'adressent, du reste, à des maladies de même nature que les autres ; mais elles permettent de remplir un nombre considérable de plus d'indications ; la spécialisation des Eaux de Vals est centuplée par leur présence. Que l'on prenne une classe de maladies, du tube digestif, de la vessie, etc. ; les eaux faibles vont permettre des cures plus aisées, des guérisons assurées alors que avec des eaux fortes il aurait fallu suspendre ou abandonner tout traitement. Quoique congénères par leur minéralisation, les eaux de ces deux groupes constituent à ce point de vue deux médicaments différents.

Ces réceptivités des organes pour telle eau à l'exclusion de toute autre, sont très communes et très-tranchées. C'est principalement dans certaines formes douloureuses d'affections de l'estomac, de l'intestin, de la vessie, que l'on peut apprécier les différences immenses qui séparent telle eau de telle autre qui est quelquefois sa voisine dans le même groupe. C'est en présence des merveilleux résultats obtenus, en présence des transformations complètes des malades que l'on apprécie de combien de force sont douées les eaux faibles dont l'homme en santé peut user, pour ainsi dire, sans mesure. C'est dans les états névropathiques si prompts à se révolter contre l'action des bi-carbonatées fortes, dans toutes les affections entées sur un tempérament nerveux, irritable que l'on voit combien elles sont plus actives que les eaux fortes, combien leur spécialisation est accentuée.

Les eaux faibles de Vals se prêtent très-bien, en outre, à un *modus faciendi* que nous appliquons de plus en plus fréquemment à mesure que notre expérience vieillit. C'est une méthode que l'on peut appeler par *lavage* ou par *rinçage* comme l'a dit M. Baud pour les eaux de Contrexéville. Cette méthode consiste à administer nos eaux faibles par grandes quantités dans certaines affections goutteuses ou graveleuses déterminées. Cette méthode s'appellerait plus justement méthode *spoliatrice*.

Comme il arrive toujours qu'à côté de chaque bonne chose il s'en trouve une mauvaise, il est arrivé que l'usage des eaux bi-carbonatées sodiques fortes, a provoqué des accidents, lesquels ont provoqué des plaintes. Vichy a naturellement dû à la position élevée qu'il occupe dans le traitement des goutteux et des graveleux d'être le point de mire de ces reproches. Le mot de *cachexie alcaline* a paru. Elle est devenue un épouvantail, et beaucoup en ont parlé qui ne l'avaient jamais vue. De la cachexie dite alcaline.

Personnellement, j'ai vu des états qui se rapporteraient, si l'on veut, à la description de la cachexie alcaline, mais je les ai toujours considérés comme n'émanant pas directement de l'usage des alcalins ; pour moi, ces états procédaient d'un trouble, d'une aberration, de la perturbation apportée par le traitement alcalin dans les évolutions naturelles, dans les libres manifestations diathésiques qui nous occupent. Je ne voyais là aucune dissolution, mais je voyais une affection contrariée dans sa marche. Je connais trop d'exemples de personnes usant constamment des eaux alcalines fortes de Vals et se portant bien ; j'ai rapporté dans mon *Traité* l'histoire de toute une famille vivant dans ces conditions et supportant trop bien cette alcalinisation de chaque jour pour ajouter foi à tout ce qui a été dit ; mais il ne faut pas raisonner de l'homme sain à l'homme malade ; et si je refuse aux eaux bi-carbonatées fortes le pouvoir de dissoudre les tissus, je leur reconnais la propriété de faire naître des accidents graves en pervertissant la marche naturelle d'une affection essentiellement chronique comme l'affection goutteuse, calculeuse.

Le point le plus intéressant à éclaircir consisterait à savoir si les cachexies, ou les successions fâcheuses de manifestations diathésiques que l'on constate après l'usage des eaux fortement minéralisées de Vichy, par exemple, sont le fait direct des eaux alcalines, ou si elles n'en marquent que l'impuissance, ou bien encore, opinion que je partage, si les états morbides terminaux ne sont que le résultat de la perturbation imprimée aux fonctions de l'organisme par les eaux.

En présence des doutes et des incertitudes à lever, il est naturel de rechercher des moyens propres à mettre à l'abri des dangers que les méthodes usitées peuvent faire courir.

Outre leur spécialité qui permet de tâter la réceptivité alcaline de chaque nouveau malade et de prevenir ainsi ces crises de douleurs atroces qu'occasionne souvent l'excitation trop violente et trop subite des eaux fortes, les bi-carbonatées faibles se prêtent merveilleusement par leur faible minéralisation et leur abondante quantité d'acide carbonique à l'application de ce traitement spoliateur dont nous avons parlé.

Dans telles circonstances, par exemple, du sable sera facilement non dissous, mais arrêté dans sa formation par une dose de quatre ou cinq verrées de nos eaux fortes et l'organisme se montrera satisfait de son ingestion. Dans telle autre circonstance, un calculeux, malgré ce traitement verra ses accidens revenir, il sera gros, lymphathique, gras, il accusera une certaine gêne dans l'émission des urines, un certain poids ou douleur dans la région des reins, de l'appétence pour les liquides ; au lieu de l'exposer aux accidents qui menaceraient le tube digestif, les organes souffrants, soit par la stimulation directe des eaux fortes, soit par les modifications profondes que détermineraient de grandes doses, nous prescrivons le traitement diurétique par d'abondantes quantités d'eaux faibles. Quinze, vingt verres par jour. Les meilleurs résultats suivent cette manière de faire ; et les malades, à cause aussi de la chaleur de la saison la suivent avec le plus grand plaisir.

Dans les cas ordinaires, on boit à la source des Célestins à Vichy, aux sources Marquise ou Madeleine à Vals quatre, cinq verrées par jour. Sous leur influence, les urines ne tardent pas, en effet, à devenir alcalines, à perdre leur sable, à dégager même une forte odeur ammoniacale ; mais cette neutralisation des urines, cette dissolution réelle ou présumée de l'acide urique dans le sang ne se fait-elle pas quelquefois trop promptement? Faut-il la rechercher toujours? Ne peut-on attribuer à la suppression trop précipitée des matières qui eussent été éliminées certains accidents qui surviennent ultérieurement et qu'il n'est peut-être pas trop irrationnel d'attribuer à cette cause? Malgré les difficultés que présentent les observations à long terme comme celles-ci, j'ai vu un certain nombre d'habitués de Vals ou de Vichy qui ont présenté finalement des accidents bien propres à faire reflèchir le médecin.

Je connais un homme âgé de 58 ou 60 ans qui, au milieu de la plus belle santé, fut pris il y a 15 ans environ de douleurs néphrétiques avec issue de sable abondant. Les eaux fortes de Vals sur les lieux, puis quelques bouteilles à domicile firent promptement disparaître tout cela; cependant des douleurs vives sur les membres, sur le dos du pied, au talon, se manifestèrent; des vertiges terrifiants se montrèrent aussi. Il y a 10 ou 12 ans que ces accidents se succèdent à intervalles plus ou moins éloignés; mais, de sable, il n'en existe plus. Le malade a fini par s'habituer à son état. J'ai souvent pensé que les vertiges qui ont résisté aux saignées, aux drastiques, etc., etc., cesseraient promptement si le sable urique reparaissait, et dans ce cas, je ne conseillerais plus de le faire disparaître.

J'ai cité, dans mon *Traité des Eaux de Vals*, l'observation de M. de L., qui primitivement atteint de sable urique dans les urines, le vit disparaître spontanément, pour être atteint peu de temps après de gonflements du coude-pied, de douleurs erratiques le long des cuisses; gonflement et douleurs cédèrent à une première cure à Vals. Pendant quatre ans consécutifs, le malade revint par reconnaissance. En 1866, il revint encore. Dans le courant de 1865 à 66 il y a eu deux coliques hépatiques et issue de graviers, douleurs vagues le long des cuisses, pas d'appétit, mauvais aspect général, arrivé le 23 juin, le malade repart le 11 juillet très-satisfait, appétit revenu, pas de douleurs. En 1867, il ne revient pas. Une affection de nature squirrheuse, me dit-on, s'est localisée sur l'estomac; il succomba en septembre 1867.

Le squirrhe et sa diathèse se seraient-ils manifestés si aucun traitement, surtout celui de 1866, ne fût venu contrarier le développement des métamorphoses goutteuses : sable urique, gonflements articulaires, douleurs vagues le long des cuisses, qui depuis dix ans se montraient timidement sur M. de L. ?

Autre fait présentant une certaine analogie. M. E., de Lyon, allait à Vichy depuis six ans; mais en 1866, sa cure ne réussit point. Ce malade avait eu dans le courant de sa vie des douleurs sciatiques, scapulo-humérales, des tophus aux deux pouces, au demeurant, une bonne santé.

Après la cure de 1866 à Vichy, survinrent des troubles gastriques, vomissement après chaque repas, amaigrissement, décoloration complète des muqueuses, teint jaune, tendance des extrémités à s'infiltrer. Plusieurs fois dans sa vie le malade a éprouvé la sensation d'une barre dans la région épigastrique qui disparaissait pour revenir. A son arrivée à Vals, 1867, le malade présente, exagérés, tous les symptômes ci-dessus, pas de tumeur appréciable, la faim est conservée, mais l'estomac reçoit tous les aliments comme une poche inerte. Le vomissement survient facile et sans fatigue comme résultat d'un trop plein. Après cinq ou six jours passés à Vals, le malade s'en alla mourir à Lyon.

Quel rôle a joué ici le traitement de Vichy? N'eût-il pas été préférable de laisser à la nature la libre évolution des symptômes relativement légers que nous avons mentionnés, et qui étaient compatibles non seulement avec la vie mais même avec une bonne santé? Une réponse catégorique est impossible, mais de tels faits doivent rendre circonspect dans les prescriptions de tels traitements. Je n'ignore pas que des appréhensions analogues peuvent se présenter pour bien d'autres classes de maladies, que l'on peut toujours se demander au dénouement ce qui serait arrivé si l'on n'eût agi comme on l'a fait. Je ferai remarquer cependant, qu'il y a déjà des mots inventés, cachexie alcaline, que l'observation des faits analogues à ceux-ci avait dû frapper les médecins, qu'un praticien comme Trousseau devait bien avoir ses motifs pour s'exprimer comme il le faisait sur le compte des eaux bi-carbonatées fortes de Vichy.

Pour moi, de plus en plus craintif dans l'administration de nos eaux fortes, je préfère employer nos eaux faibles toutes les fois que je le puis. Elles atteignent le but avec plus de sécurité. Faire concourir à un même résultat le plus grand nombre d'organes et de fonctions possible me paraît plus avantageux. Or, on ne boit pas pendant les fortes chaleurs dix, quinze, vingt verres des sources *Marie*, *Saint-Jean*, *Pauline*, *Impératrice*, sans que les sueurs, les urines ne soient augmentées considérablement. En ingérant les eaux fortes, au contraire, il faut le faire en quantités moins considérables ; on neutralise sur place, pour ainsi dire, l'acide urique. Les émonctoires naturels, le rein, la peau sont moins sollicités. De là peut-être l'origine de ces métamorphoses diathésiques, de ces dégénérescences inattendues. Ainsi meurt avec les symptômes d'une affection squirrheuse M. E., de Lyon, primitivement atteint d'affection goutteuse ; ainsi mourait, en 1867, M. de L., avec des symptômes analogues précédés d'accidents goutteux.

La cachexie dite alcaline ne serait-elle pas cette expression ultime d'une affection contrariée dans sa marche par une médication inopportune ou perturbatrice comme peut l'être l'usage intempestif ou trop prolongé des eaux fortes ? Pour moi, je suis porté à le croire, et ne suis point surpris du témoignage de Trousseau. S'il a vu, et il était en position d'en voir beaucoup dans sa vaste clientelle, s'il a vu, dis-je, un grand nombre de cas comme ceux que je viens de rappeler, il n'est pas étonnant qu'il ait formulé des reproches publics contre Vichy, le rendez-vous général des goutteux.

J'ai dit pourquoi je ne croyais pas à la cachexie alcaline, mais je crois à l'abus qu'on a fait des alcalins comme de toutes les bonnes choses. Les théories chimiques aidant. Les eaux bi-carbonatées sodiques ont été recherchées pour tout, des excès ont été commis, le but a été dépassé ! Aussi, frappé de cette tendance sans frein, frappé des résultats fâcheux dont il était le témoin, Trousseau qui ne connaissait des Eaux de Vals que leur puissante alcalinité, qui ne soupçonnait même pas l'existence des deux autres groupes, m'écrivait-il prophétiquement, du moins pour lui, le 27 décembre 1865 : « ..... Il y a bien longtemps que j'ai proclamé « la prééminence des Eaux de Vals comme sources alcalines, « ce qui ne veut pas dire pourtant que l'excès de leur alca- « linité soit toujours désirable. On a beaucoup abusé des « alcalins, on est plus que jamais disposé à en abuser ; elle « fera la fortune de vos eaux ; et moi, qui vous ai tant pré- « conisé quand personne ne pensait à vous, je serai obligé de « vous faire de l'opposition, mais je suis vieux et cela ne « durera pas longtemps.... »

Si Trousseau eût connu ce que valent les eaux arsenicales-ferrugineuses, ce qu'elles peuvent sur les états cachectiques, sur les économies épuisées, qu'ils soient goutteux, graveleux, diabétiques, empoisonnés par les miasmes paludéens, il n'eût pas manqué de signaler ce nouveau titre de leur prééminence.

L'espèce d'index auquel les considérations précédentes mettent les eaux bi-carbonatées sodiques fortes, qu'elles soient de Vichy ou de Vals, ne leur fait rien perdre de leurs propriétés.

Il n'y a pas à revenir sur leur compte. Il faut seulement avoir toujours présent à la pensée que ces eaux ont des effets à longue échéance, que pour être consommées parfois en quantités très-considérables par des audacieux, elles ne sont pas pour cela inoffensives. Il faut apprécier à sa juste valeur la dose d'excitation que tel organisme demande contrairement à tel autre. Il faut surtout que le médecin respecte plus souvent et sache faire supporter par les malades impatients ces états à demi pathologiques, qui sont, pour ainsi dire, des états physiologiques dans la maladie, et qui sont une condition de durée pour la vie. Il faut, en un mot, apprendre au malade qu'il ne faut pas tout combattre et qu'il est souvent indispensable de vivre avec ses ennemis.

Aux progrès d'une diathèse à marche envahissante, la nature sait opposer des correctifs. Le tubercule du phthisique sommeille de longues années au milieu d'organes plongés dans la torpeur. Il doit la prolongation de ses jours à une sorte d'équilibre pathologique qui enserre tous les systèmes organiques dans la même faiblesse relative, dans la même économie de force. Le cancéreux vit longtemps aussi livré à lui-même. Les phases de son mal ont des durées indéfinies. Mais combattez chez l'un comme chez l'autre leur apparente anémie, l'atonie de tous les systèmes, les manifestations éloignées, une hémophtysie légère, une leucorrhée, une dyspnée; changez radicalement la manière de vivre que l'expérience avait imposée, administrez les toniques, le fer, les eaux excitantes et le malade ne tardera pas à recueillir le fruit de votre imprévoyance. Il pourra dès le début, accuser une certaine amélioration ; les forces, la coloration, le courage seront meilleurs, en effet, mais attendez quelque temps encore et le vice originel reparaissant reprend sa course d'autant plus rapide qu'il trouve dans l'organisme un aliment de plus.

Pour le praticien, souvent, plus souvent qu'il n'arrive, des états de ce genre doivent être de véritables *noli me tangere.*

A autre point de vue, mais dans le même ordre d'idées, les eaux bi-carbonatées sodiques faibles de Vals, méritent une préférence marquée : elles conviennent mieux à l'instabilité de notre organisme, elles procèdent moins énergiquement, moins brutalement. Par les doses auxquelles elles peuvent être portées, grâce à la saison dans laquelle elles sont employées, elles sollicitent des fonctions que les bi-carbonatées fortes sollicitent à des degrés bien moindres ; elles sont plus inoffensives.

IIIe GROUPE.

EAUX SULFO-ARSENICALES-FERRUGINEUSES.

(Dominique. — Saint-Louis.)

IIIe GROUPE. Eaux sulfo-arsenicales-ferrugineuses.

Le troisième groupe des Eaux de Vals est représenté jusqu'à présent par les sources *Dominique* et *Saint-Louis*.

Ces sources n'ont aucune analogie avec les autres. Qu'on les administre en bains ou en boissons, elles constituent une branche à part. Elles suffiraient à elles seules, sans le secours des deux autres groupes, à être l'élément et un élément puissant de guérison pour les malades et de prospérité pour le pays.

Sans analogie en hydrologie, acidifiées par l'acide sulfurique libre, notablement arsenicales, très-ferrugineuses, elles doivent à leur étrange composition les propriétés marquées qui les distinguent : *toniques* et *reconstituantes*, *sédatives*, *fébrifuges*, *anti-périodiques* à un certain degré de *concentration* ; elles s'adressent à tout organisme qui doit être *remonté* sans surexcitation, sans crises et sans fatigue. *Sédatives* par absence d'excitation plutôt que par une propriété intrinsèque comme la possède l'opium, elles n'exaltent point le système nerveux et sont généralement bien supportées par les femmes. Plus que leurs voisines, elles sont capables des effets les plus profonds et les plus étonnants. Plus généralement qu'elles, elles s'adressent aux états névro-pathiques, qui vont sans cesse augmentant en nombre et en variétés à mesure que notre fiévreuse civilisation fait ses prétendus progrès.

Il nous arrive de la prescrire journellement dans les états cachectiques, résultats ou progrès naturels d'une affection ancienne, goutte, gravelle, diabète, ou, comme j'en ai indiqué plus haut la possibilité, dépendant des perturbations intempestives qui ont été opposées à leurs libres manifestations.

En résumé, la composition étrange des eaux de ce groupe donne la raison de leurs puissants effets médicateurs.

Sans doute, bien des eaux contiennent du fer et de l'arsenic : mais ces corps simples ou leurs sels sont mêlés à d'autres principes, en général peu actifs, et qui, par leur abondance relativement considérable, jouent le rôle de correctifs. Des eaux du troisième groupe, au contraire, enlevez l'arsenic, l'acide sulfurique, le fer, il ne reste presque plus que de l'eau distillée.

Si l'isolement des principes actifs dont nous parlons n'influençait pas, pour la développer d'une certaine façon, leur force thérapeutique, on ne comprendrait pas les résultats surprenants dont tant de médecins ont été les témoins.

Nous résumerons en deux mots les indications de l'eau du troisième groupe : il faut l'administrer *toutes les fois qu'il se présente une certaine périodicité tenace, chronique et rebelle aux anti-périodiques usuels.*

Il faut l'administrer encore toutes les fois que l'on veut *tonifier en calmant, ou calmer en tonifiant.*

Cette eau arsenico-ferrugineuse, sulfo-arsenicale-ferrugineuse, comme le disent les chimistes, est capable des reconstitutions les plus frappantes. Je cite, dans mon *Traité*, des exemples de *remontement* général que l'on ne peut comprendre qu'en reconnaissant à l'agent qui le produit une efficacité *sui generis*.

Il faut administrer l'eau du *troisième groupe* dans les débilités profondes, dans les constitutions épuisées, dans ces états où tous les organes souffrent, où chaque système, fonctionnant, pour ainsi dire, isolément, va sans rhythme, sans mesure, où tout équilibre est rompu ; c'est alors, c'est dans ces sortes de souverainetés acquises par tel ou tel système organique, au détriment de tel ou tel autre, que l'on observe ces prédominances si bien décrites par M. Beau, prédominances qui donnent si facilement le change au médecin : prédominance gastrique, prédominance thoracique, prédominance céphalique, vomissements interminables, troubles névropathiques à chaque digestion, dyspnée ; toux, essoufflements dans les mêmes circonstances; susceptibilité nerveuse exagérée : tous symptômes variés simulant une maladie organique, coïncidant avec un dépérissement profond, avec un appauvrissement sanguin considérable, et réclamant, pour disparaître, l'usage des eaux du *troisième groupe*.

Les eaux arsenico-ferrugineuses de Vals n'ont pas seulement cette propriété de tonifier en calmant et de calmer en tonifiant, elles sont antipériodiques et fébrifuges.

J'ai établi par bien des preuves, dans mon *Traité*, cette propriété.

Reconstituantes comme elles le sont, elles réussissent fort bien dans les cachexies paludéennes les plus invétérées, toutes les fois que la manifestation périodique est irrégulière et espacée à d'assez longs intervalles. Il arrive alors, ou que le malade a le temps de faire provision de forces pour réagir ou bien que l'arsenic de ces eaux agit comme anti-périodique.

Cette dernière hypothèse me paraît la meilleure.

En concentrant, en effet, par l'ébullition, cette eau de façon que trois mille grammes soient réduits à cent cinquante ou deux cents grammes, et en l'administrant ainsi à la dose de trois cents ou quatre cent cinquante grammes, on obtient des effets anti-périodiques analogues à ceux de la quinine.

En résumé, toni-sédative et reconstituante par excellence, l'eau minérale du troisième groupe est encore fébrifuge et anti-périodique.

Il est un autre mode d'emploi auquel donne lieu la présence des eaux du *troisième groupe*. La source *Saint-Louis* est administrée en bains.

La découverte de cette belle fontaine a comblé heureusement une lacune regrettable, et nous avons pu, pendant la saison de 1867, administrer des bains composés par nos eaux sulfo-arsenicales-ferrugineuses.

La constitution chimique de la *Saint-Louis*, les premières mais incomplètes applications que j'avais faites autrefois de sa congénère la Dominique, pour l'usage externe, n'ont pas laissé régner longtemps le doute sur les indications qu'étaient capables de remplir ces eaux précieuses.

Des divers cas dans lesquels la source *Saint-Louis* a été employée en bains, nous nous croyons fondé à avancer qu'elle agit comme *toni-astringent* et qu'elle provoque sur la peau saine un raffermissement général marqué.

Dans les leucorrhées, que la muqueuse du col ou du vagin soit simplement boursoufflée, qu'elle soit le siége de ces érosions ou de ces ulcérations atoniques si fréquentes chez les femmes débilitées ; qu'il y ait écoulement muco-purulent ou glaireux, l'eau de la *Saint-Louis*, par son contact prolongé, par la tonicité et l'astringence *sui generis* qu'elle doit à sa composition chimique, ne tarde pas généralement à déterminer des améliorations manifestes. Il m'a été donné de voir de ces leucorrhées anciennes, dues à des organes sans nerf et sans ressort, sur lesquels le toucher ne constatait qu'une muqueuse mollasse, un col souvent entr'ouvert, flasque et indolore, qui avaient résisté à bien des médications, et qu'un certain nombre de bains de la *Saint-Louis* faisaient disparaître promptement. Il est superflu de faire remarquer à des médecins qu'en même temps que l'état local était directement attaqué, l'organisme entier était reconstitué par cette eau en boisson.

Dans certains états d'inflammation subaiguë, l'astringence, l'action modificatrice de la *Saint-Louis* est si vive, qu'elle est suivie d'une certaine douleur pelvienne pouvant s'irradier dans tout l'abdomen et se faire sentir plusieurs jours consécutifs. Dans le cours de la saison de 1867, j'ai vu plusieurs femmes leucorrhéiques présentant un boursouflement simple de la muqueuse du col, supportant facilement et sans éprouver la moindre douleur le contact du doigt qui pratiquait le toucher, être prises de douleurs assez vives pendant et après un bain de la *Saint-Louis*.

Les considérations précédentes permettent de se faire une opinion arrêtée sur les modifications qu'un tel agent imprime aux parties avec lesquelles on le met en contact.

La recrudescence dans l'intensité des symptômes locaux que nous signalons, ne tarde pas à se calmer, et cette période est suivie de période de sédation et de réparation définitive. Cependant l'administration de la *Saint-Louis* en bains demande de la réserve ; comme tout ce qui est actif, elle peut dépasser le but. C'est au médecin à surveiller, à provoquer, en temps opportun, les diverses étapes par lesquelles doit passer le malade pour arriver à guérison.

En général, les premiers jours sont employés à tâter la réceptivité ; après avoir pris, suspendu, repris l'administration topique de cet agent nouveau, l'accoutumance survient, les symptômes de réaction ne se produisent plus ; les tissus, modifiés dès le début, supportent facilement le contact de cette eau, et aucun épiphénomène nouveau ne vient contrarier désormais la marche régulière du traitement.

Dans mon *Traité des Eaux minérales de Vals*, je mentionne la guérison de deux eczémas du cuir chevelu, anciens et rebelles, obtenue par l'application topique de nos eaux sulfo-arsenicales-ferrugineuses.

A ces deux faits, je pourrais maintenant en ajouter beaucoup d'autres semblables que les eaux de la *Saint-Louis* en bains m'ont permis d'observer.

L'action *toni-astringente* que nous avons signalée pour les écoulements utérins a été encore plus manifeste dans les cas de dermatose que le hasard nous a permis d'observer ; car la station de Vals est loin d'avoir pour spécialité la guérison des maladies de la peau ; l'expérimentation ne peut donc s'y faire sur une grande échelle.

C'est incidemment qu'il nous a été donné d'observer deux eczémas du pli du jarret, et datant de plusieurs années ; sous l'influence des bains de la *Saint-Louis*, la peau n'a pas tardé à reprendre ses propriétés physiques normales.

De deux cas de prurigo opiniâtres, l'un, généralisé et vieux de quatre ans, a disparu au bout de cinq ou six bains; le second, d'une ténacité excessive, concentré sur le scrotum, réclamant chaque nuit plusieurs bains de siége froids pour permettre un peu de sommeil, ayant résisté à maintes médications internes et topiques, s'est amendé sensiblement après quelques bains de la *Saint-Louis*.

Deux psoriasis, l'un occupant toute la surface du corps par larges plaques, l'autre la paume de la main, ont successivement perdu de leur coloration rougeâtre, leurs bords fendillés se sont amortis et ont disparu par parcelles considérables, laissant un derme presque aussi normal que celui du voisinage.

Ces effets obtenus seront-ils de longue durée? Les deux eczémas dont je rappelle la guérison dans mon *Traité* ne se sont pas reproduits. Il ne nous est pas permis de faire d'autre réponse.

Ces résultats peuvent être surprenants de prime-abord; mais ils étonnent moins quand on songe à la constitution physique et chimique du bain de la *Saint-Louis*.

Limpide à la source, cette eau, quoique chauffée rapidement dans une grande cuve en fer, par un jet de vapeur qui se condense dans sa masse, ne tarde pas à prendre une couleur d'ocre foncée. En se plongeant dans la baignoire, le corps du malade, les divers points sécrétants qu'il présente, reçoivent cette poudre impalpable qui se précipite; ils sont, pour ainsi dire, saupoudrés de ce dépôt abondant. Or, qu'est-ce que ce dépôt, quelle est son abondance? Les chimistes nous répondent qu'il a pour véhicule une eau fortement acidulée par l'acide sulfurique libre, que cette poudre est composée de *sels de fer abondants*, *d'arsenic*, *d'iode*, etc., et que son poids pour l'eau d'un bain s'élève à cent quarante grammes environ. On ne peut être étonné, dès lors, de l'effet de *raffermissement* général marqué qu'éprouvent les malades sur leur enveloppe cutanée, au sortir d'un tel bain, ni des modifications promptes et profondes subies par toute surface sécrétante. Effets de *raffermissement*, effets de *toni-astringence suî generis*, concordent avec l'opinion qui a généralement cours sur la valeur thérapeutique des agents dont nous nous occupons.

Ces eaux doivent à leur composition chimique d'abandonner un dépôt considérable par le transport; la lumière exerce encore une notable influence sur elles. Néanmoins, quoique prises loin de la source, elles sont susceptibles de bons effets ; je m'en suis assuré bien souvent. C'est surtout à table que je préfère les employer. Mêlées au vin, elles ne le dénaturent point, et le traitement se fait sans fatigue.

Les analyses des sources *Dominique* et *Saint-Louis*, que nous donnons dans le tableau général, ne sont pas les mêmes. L'analyse de la Dominique fut exécutée en 1859 par M. O. Henry, sur ma demande, au sein de l'Académie ; celle de la *Saint-Louis* a été exécutée par MM. Lavigne et O. Henry en 1866-67, et contrôlée à l'Académie en 1868 (mars-avril).

Les nombreuses influences extérieures que la Dominique avait à subir à l'époque où elle sortait de son ancien point d'émergence, époque aussi de son analyse, expliquent suffisamment la divergence que nous constatons aujourd'hui. On ne peut donc accepter qu'avec une extrême réserve cette ancienne analyse. Du reste, les déclarations de MM. les chimistes nous y autorisent. Dans mon rapport de 1867 à

S. E. M. le Ministre de l'agriculture, du commerce et des travaux publics, je demandais une nouvelle analyse à l'Académie des deux sources *Dominique* et *Saint-Louis*, puisées en même temps, et j'ajoutais qu'au point de vue curatif je les croyais assez identiques.

La présence de ce troisième groupe à Vals est d'une utilité des plus grandes ; chaque saison nouvelle nous permet d'agrandir son champ d'action.

C'est à ce groupe plus justement qu'à tout autre qu'il est permis d'attribuer bien des guérisons demeurées inachevées ou impossibles avec les bi-carbonatées.

Ici, en effet, il n'est plus question d'alcalins ou d'acides, de fluidifiants ou de tonifiants. Nous parlons du lit du malade. Or, l'observation journalière enseigne que les eaux alcalines de Vals et les eaux acides se prêtent un mutuel secours, que nonobstant leur minéralisation opposée, elles sont susceptibles de concourir au même but, selon les périodes de la maladie.

Une dame X..., de Lyon, éprouvait depuis quelques années des douleurs erratiques partant de la région des reins et aboutissant à l'épigastre; diagnostic incertain. L'examen des urines ayant donné des signes négatifs, l'idée de colique néphrétique avait été écartée.

Arrivée à Vals le 16 septembre 1865, et mise à l'usage des eaux faibles d'abord, puis, à la fin de la cure, aux eaux fortement alcalines, la malade expulsa du sable par les urines pendant tous les jours de la seconde moitié de son séjour. Notable amélioration. Douleurs circà-abdominales nulles. De 1865 à 1866, on fait usage de l'une de nos eaux fortes. Retour à Vals en 1866, du 28 mai au 22 juin.

L'année a été relativement excellente. Il y a eu de fréquentes issues de graviers et de sables. Le traitement de 1866 fut le même qu'en 1865.

De 1866 à 1867, la malade éprouve une seule colique en septembre, mais les eaux prises à domicile ne réussissent pas si bien. Il existe de fréquentes alternatives de diarrhée et constipation. Les forces générales faiblissent.

En 1867, 3e *cure*. — Les eaux bi-carbonatées les plus faibles sont mal supportées; il ne paraît plus de sable, mais les symptômes dominants sont une certaine douleur vague de l'abdomen accompagnée de fréquents dérangements intestinaux, inappétence presque complète, paresse générale, insouciance. La peau de la face est d'une certaine pâleur; les muqueuses accessibles à l'œil présentent le même état.

Après bien des tâtonnements infructueux dans lesquels nous passons en revue la gamme de nos bi-carbonatées, nous adressons la malade à la Dominique ou à la Saint-Louis. Employée à petites doses d'abord, cette eau est parfaitement supportée, les troubles intestinaux disparaissent. Une grande amélioration générale se produit promptement. J'ai eu des nouvelles de la malade en décembre 1867, elle continuait à être dans un état satisfaisant.

Ainsi, contre cet organisme qui fabriquait de l'acide urique en excès, les bi-carbonatées sodiques réussissent pendant deux ans, elles amènent une rénovation complète; et puis, alors, que la malade, poussée par l'expérience encourageante du passé, continuait en pleine sécurité l'usage de ces eaux autrefois bienfaisantes, la santé s'en va, des troubles gastro-intestinaux apparaissent et l'*épuisement* le plus menaçant se moutre en même temps que l'intolérance la plus complète pour toutes les eaux alcalines. N'oublions pas qu'en 1867, l'acide urique ne se montrait plus depuis longtemps.

Nous ne rechercherons pas si les alcalins avaient trop neutralisé ou non, nous constatons le fait de la débilité générale et cet autre non moins extraordinaire que les eaux du 3e groupe, cette eau essentiellement acidifiée par l'acide sulfurique libre, essentiellement anti-alcaline, ne tarde pas à rétablir cette économie délabrée.

L'usage trop prolongé des alcalins n'avait-il pas amené ce commencement de cachexie si promptement arrêté par une médication contraire ?

Le fait suivant aidera comme le précédent à fixer de plus en plus l'attention sur les deux points importants dont il s'agit d'établir la réalité : 1° nocuité possible de la médication alcaline forte dans les cas où l'usage en a consacré l'application. 2° Aptitude de l'eau sulfo-arsenicale ferrugineuse de Vals à réparer le mal produit et à déterminer un *remontement* général quelle que soit la cause de débilité existante.

R. H. de Leicester (Angleterre), âgé de 55 ans. Lymphatique sanguin. — Constitution forte.

Son médecin d'Angleterre a qualifié le mal d'affection *goutteuse*. Il y a eu autrefois du sable rouge dans les urines, quelques douleurs erratiques vagues. Les digestions s'étant dérangées, depuis quelques mois, M. R. est envoyé à Vichy pour une *première* cure, avec recommandation de faire une *seconde* cure à Vals avec des eaux plus fortes.

Du 15 mai environ au 8 ou 10 juin 1867, notre malade prend, en conséquence, dix-sept bains à Vichy, deux douches sur la nuque, et boit pendant son séjour deux verres par jour de la Grande-Grille et deux verres de la source Mesdames.

Arrivé à Vals le 11 juin, M. R. présente de l'inappétence, dyspepsie, flatulences, borborygmes fort incommodes. Quelques aigreurs, de la constipation, sommeil plus difficile qu'autrefois. Sueurs pour les moindres exercices corporels. Fond de tristesse. Une douleur dans la région postérieure du cou qui paraît revenir tous les soirs et contre laquelle M. le docteur Durand-Fardel a fait diriger deux douches à Vichy.

Malgré une certaine corpulence, une certaine coloration générale de la face, les muqueuses sont décolorées, la peau vers les régions naso-malaires a un teint pâle. En somme, le traitement de Vichy n'a fait aucun bien ; le malade continue à se plaindre de ses flatulences, de l'absence des forces et des mauvaises nuits qui sont, dit-il, comme avant son départ d'Angleterre.

Du 11 au 13 juin, nous prescrivons l'eau faible source *saint-Jean*, douche ascendante froide ; bain alcalin de 20 minutes, source Pauline à table. Pas de changement.

Le 14, cette eau ayant mal passé, nous abandonnons l'usage des bi-carbonatées, et le traitement se réduit à prendre quelques douches ascendantes froides et la Saint-Louis ou Dominique matin et soir, jusqu'à cinq verres par jour.

En même temps, le régime tonique que suivait du reste, le malade, est maintenu.

A dater du 14, tous les symptômes disparaissent successivement, et le 27, M. R. partait n'ayant éprouvé depuis les derniers jours aucun des accidents pénibles qui l'assiégaient. Bonnes digestions, bon sommeil. Plus de sueurs, plus de borborygmes, forces et courage revenus. Plus de douleur à la nuque. Selles normales.

Un mois après, je reçois une lettre de lui des montagnes

de la Suisse. Il n'y avait rien de changé dans son état.

Que fût-il arrivé en continuant l'usage des bi-carbonatées ? Celles de Vals n'auraient-elles pas couronné l'œuvre de celles de Vichy ? affaibli, cachexié, notre malade déjà très-anémié, est *remonté* aussitôt par l'eau du 3e groupe.

Nous n'essayerons pas de faire concorder ce résultat avec 'existence anciennne de sable rouge. Il y a encore trop de secrets que la chimie est impuissante non-seulement à expliquer, mais qu'elle tend même à perpétuer en subjuguant l'esprit par ses théories savantes et erronées. C'est ainsi qu'après avoir proscrit le vin à cause de ses acides, elle nous les a montrés plus tard transformés en carbonates. C'est ainsi qu'une goutte d'acide chlorhydrique tarit les acidités de l'estomac qu'il devrait, ce semble, augmenter. Plein de respect pour la science des chimistes, plein d'espérance dans ses futures découvertes, le clinicien doit l'avoir en suspicion constante. Il doit redouter les écarts que des découvertes incomplètes pourraient lui préparer.

L'examen des théories défuntes et de la pratique qu'elles inspirèrent dans les stations et surtout à Vichy justifie complètement notre manière de voir. Vichy entre autre, grâce à la puissante activité de ses eaux, grâce à ses nombreux historiens, Vichy nous présente au milieu des conquêtes les plus précieuses de la science, une longue suite des aberrations auxquelles des idées systématiquement conçues, peuuent donner lieu.

C'est au clinicien d'aujourd'hui à choisir ce qui doit être conservé de tant d'écrits sur cette matière. Par exemple, pour un peu de sable qui va se rencontrer dans les urines, en même temps qu'une santé irréprochable existe, est-il opportun d'administrer les alcalins ? Cet excès d'acide urique ainsi sécrété est-il chose bien grave? ne peut-on voir dans le rein sécrétant ce produit un organe éliminant des produits morbifiques? Pourquoi ne pas le respecter comme l'universalité des médecins de tous les temps ont respecté les flux hémorrhoïdal, intestinal, leucorrhéique, bronchique, un ulcère, une éruption qui se manifestent et se reproduisent dans des cas déterminés? Savons-nous bien ce que nous faisons en supprimant un excès d'acide, en le neutralisant *ipso loco*?

Ces réflexions me poussent malgré moi à administrer de plus en plus les sources bi-carbonatées faibles et les sources arsenicales ferrugineuses.

Comme tous les modificateurs généraux, les eaux bi-carbonatées sodiques *fortes* ont des résultats à longue échéance. Ils n'en sont ni moins sûrs, ni moins marqués. Leur administration doit donc être rigoureusement surveillée, leur usage prescrit après mûre réflexion.

TABLE

FIN DE LA TABLE.

www.ingramcontent.com/pod-product-compliance
Ingram Content Group UK Ltd.
Pitfield, Milton Keynes, MK11 3LW, UK
UKHW031958260826
14628UKWH00005B/2144

9 782019 652111